# PREMIÈRE ÉTAPE

DE LA

# TUBERCULOSE PULMONAIRE

---

## DIAGNOSTIC PRÉCOCE PAR L'AUSCULTATION

PAR

## M. le Professeur GRANCHER

*1905*

# PREMIÈRE ÉTAPE

## DE LA

# TUBERCULOSE PULMONAIRE

———

## DIAGNOSTIC PRÉCOCE PAR L'AUSCULTATION

PAR

## M. le Professeur GRANCHER

1905

# PREMIÈRE ÉTAPE

DE LA

# TUBERCULOSE PULMONAIRE

## DIAGNOSTIC PRÉCOCE PAR L'AUSCULTATION

Depuis que Laënnec, dans son admirable Traité de l'Auscultation, a écrit que : « *des tubercules petits séparés les uns des autres par un tissu pulmonaire sain ne peuvent être reconnus* » ; depuis que le même Laënnec a dit que le *premier degré* de la tuberculose est caractérisé par une *bronchophonie diffuse* accompagnée de *submatité*, tous les médecins ou presque tous suivent les mêmes errements. Louis, Barth et Roger, Potain, Dieulafoy, etc., enseignent que, pour reconnaître une phtisie au premier degré, il faut quatre ou même cinq signes physiques accumulés sur le même point du poumon.

Ces signes sont :

1° L'inspiration faible, rude ou saccadée ;

2° La bronchophonie ;

3° La submatité ;

4° L'expiration prolongée ;

5° Quelques craquements secs.

Ainsi, l'enseignement classique exige, pour diagnostiquer la tuberculose pulmonaire, une altération si profonde du poumon qu'on peut dire, sans exagération, que les médecins reconnaissent la présence des tubercules quand ceux-ci ont déjà détruit le tissu pulmonaire.

Et, de fait, les bacilles existent le plus souvent dans les crachats, lorsque le *premier degré* de la maladie est atteint.

Le premier degré! Alors que les signes physiques se sont accumulés un à un, depuis des mois et des années!!

Je ne connais pas d'erreur plus dangereuse et plus préjudiciable à l'intérêt d'un tuberculeux que cette méconnaissance de la succession des signes physiques qui caractérisent, chacun pour sa part, la présence des tubercules dans le poumon.

Or, tout médecin accordera que ces signes viennent *successivement* s'ajouter l'un à l'autre, et souvent à longues échéances.

Pourquoi donc attendre si longtemps? C'est que l'idée d'incurabilité des tuberculeux (seconde erreur de Laënnec) a rendu les médecins peureux de ce diagnostic.

Laënnec enseignait, en effet, que le tubercule en évolution est *incurable,* comme le *cancer;* ce qui ne l'empêchait pas de croire à la guérison des *cavernes,* parce que, à ses yeux, les tubercules étant éliminés à cette dernière période du mal, les tissus fibreux de la caverne pouvaient se cicatriser.

Or, telle a été la vigueur d'empreinte de Laënnec sur ses contemporains et sur ses successeurs, que la peur du diagnostic de tuberculose règne encore en maîtresse dans l'âme de beaucoup de médecins.

*<br>* *

En 1882, j'ai publié, dans la *Gazette hebdomadaire de médecine et de chirurgie,* un travail où je m'efforce de reporter le diagnostic de la tuberculose pulmonaire à une époque très antérieure à la première période classique. J'affirme que le diagnostic doit être fait dès qu'une inspiration anormale *permanente* et *localisée* s'entend à l'un des sommets du poumon. J'affirme que ce signe *suffit à lui seul* pour reconnaître la tuberculose, surtout quand il s'accompagne, ce qui est le cas ordinaire, d'un léger fléchissement de la santé et d'un peu de fièvre vespérale. Et, depuis cette époque, je n'ai cessé dans toutes les occasions — et elles sont nombreuses — de revenir sur ce diagnostic précoce fondé sur le signe exclusif de l'altération du murmure *inspiratoire*.

Je dois reconnaître, malheureusement, que, si j'ai conquis autour de moi mes élèves et quelques médecins, cependant le plus grand nombre, surtout les médecins de ma génération, persistent dans les anciens errements.

Cela tient à des causes multiples.

Outre que les hommes d'une génération refont difficilement leur éducation, il est arrivé qu'au moment même où j'appelais l'attention du corps médical sur une nouvelle méthode d'examen du poumon, et une meilleure auscultation, la découverte si justement retentissante du bacille de Koch en 1882 est venue jeter les esprits dans une direction tout opposée.

Enthousiasmés par la simplicité et la précision de ce nouveau diagnostic (le bacille dans les crachats), plusieurs des chefs de la médecine française, pour ne parler que de ceux-là, n'ont plus voulu entendre parler d'auscultation (Germain Sée). J'ai protesté vivement et j'ai montré que si la présence du bacille dans les crachats donne un diagnostic *certain*, ce diagnostic est toujours *tardif*, sauf dans quelques cas de pneumonie tuberculeuse ou de bronchite diffuse.

Attendre la présence du bacille tuberculeux, c'est-à-dire en somme la présence de cavernules pulmonaires, c'est faire œuvre mauvaise, c'est causer au malade un immense préjudice, car c'est rendre incurable ou très difficile à guérir une tuberculose curable, si elle eût été antérieurement reconnue.

Mais, il est si facile de s'adresser au laboratoire voisin, que, la paresse naturelle aidant, beaucoup ont écarté la fatigue d'un examen bien fait par l'auscultation, et se sont contentés de savoir si oui ou non le bacille était présent.

En même temps que le bacille prenait ainsi possession d'une part de diagnostic qui ne lui appartenait point, puisque la connaissance des premiers stades de la maladie relève de la clinique, le diagnostic par la tuberculinisation avait aussi ses adeptes.

Pour ma part, je n'ai jamais osé demander à la tuberculine le diagnostic de la tuberculose, parce que je ne crois pas qu'on puisse affirmer qu'une injection de tuberculine, quelque modérée qu'elle soit, mais qui doit être suffisante pour provoquer la réaction, soit toujours innocente. La réaction même, c'est-à-dire la fièvre, n'étant que le symptôme de la congestion provoquée autour du tubercule, qui peut prévoir et affirmer que cette congestion sera toujours inoffensive ?

Pour ce motif, très probablement, la plupart des médecins qui employaient souvent la tuberculine comme moyen de diagnostic l'ont peu à peu abandonnée.

La radiographie et la radioscopie ont éveillé aussi, à l'origine, beaucoup d'espérances. Puis, on s'est aperçu que, pour les cas ordinaires, les rayons X sont très inférieurs à l'oreille humaine ; et, aujourd'hui, les partisans les plus ardents de ces moyens de diagnostic les réservent pour certains cas particuliers d'adénopathie, de tuberculose profonde ou de pleurésie intra-lobaire, bref, pour les tuberculoses insaisissables par la percussion et l'auscultation.

Que dirai-je, maintenant, du séro-diagnostic et du cyto-diagnostic, sinon que, quelque bien qu'on en puisse penser, leur application à la tuberculose pulmonaire est chose limitée, ayant sa part d'incertitudes, et qu'enfin et surtout ces procédés de laboratoire sont par eux-mêmes trop délicats pour entrer jamais dans la pratique courante de la profession médicale ?

L'étude de la température, faite selon le procédé recommandé par MM. Daremberg et Chuquet, me paraît un moyen de beaucoup préférable à ceux que je viens d'énumérer. Outre qu'il est inoffensif, il est d'application facile, puisqu'il suffit de prendre trois températures, avec une heure de marche intercalaire, et que, si la température prise après la marche est plus haute de 0,5 de degré que la température prise avant la marche et une heure après la marche, il y a tuberculose, d'après les auteurs que je viens de nommer.

Je ne nie pas le fait, mais j'avoue que je n'oserais affirmer la maladie que si, en même temps que le signe de la température, je trouvais, par l'auscultation, le ou les signes physiques d'une lésion pulmonaire commençante. Si les poumons dans toute leur étendue sont sains, j'hésiterais à porter ce diagnostic, car je crois que, dans l'immense majorité des cas, sinon toujours, la fièvre est postérieure à la lésion. Ma méthode d'examen, portant sur la seule *inspiration*, révélera cette lésion à l'un ou à l'autre des deux sommets.

Alors, mais alors seulement, la certitude du diagnostic s'impose par le concours des deux affirmations, celle que donne l'examen physique et celle que donne le thermomètre.

Je n'ai pas d'expérience personnelle sur la recherche de la tuberculose par l'étude du chimisme respiratoire. Je ne puis donc en rien dire de précis pour le moment.

Enfin, suprême raison en faveur du diagnostic par l'auscultation ! Que nous enseigne le laboratoire ? que la tuberculose existe quelque part dans le poumon ou dans l'organisme, voilà tout. Mais le siège précis de la lésion, sa profondeur, son évolution surtout, qui nous l'enseignera sinon la clinique ?

*<br>* *

Il faut donc en revenir, après ces efforts tentés dans toutes les directions, aux procédés d'examen ordinaires, c'est-à-dire à l'inspection, palpation, percussion et auscultation. Mais il faut appliquer ces moyens d'exploration selon la méthode que j'ai déjà fait connaître en 1882, que je n'ai cessé d'employer depuis cette époque, et qui m'a toujours utilement servi.

Je puis aujourd'hui en parler avec beaucoup plus d'assurance que je ne l'ai fait au début de mes recherches, car, dans cet espace de vingt-trois années, j'ai relevé des faits chaque jour plus nombreux qui m'ont appris encore plus exactement combien il importe de dissocier par un examen attentif chacun des états physiques, au nombre de quatre ou cinq, dont on a l'habitude d'exiger l'association, pour reconnaître le *premier degré* de la tuberculose. Dans la tuberculose pulmonaire commune, ces signes évoluent *successivement* et *lentement* et c'est l'inspiration qui s'altère la première. *Il faut donc attribuer aux anomalies de l'inspiration l'importance qui leur appartient pour le diagnostic précoce de la tuberculose.*

A cette date de l'extrême début du mal, les vibrations, le son, l'expiration sont physiologiques au niveau du point malade. Seule l'inspiration, je le répète et le répèterai cent fois, est modifiée ; elle est plus rude ou plus faible, ou en même temps faible, rude et saccadée, si on la compare à l'inspiration du poumon opposé, dans le point symétrique.

Je dis que cette altération de *l'inspiration seule*, quand elle est *permanente* et *localisée*, suffit au diagnostic de tuberculose pulmonaire, surtout si elle s'accompagne, comme c'est la règle presque constante, d'un léger trouble de la santé : fatigue, pâleur, amaigrissement, fébricule, etc. Et j'ajoute, que ce signe isolé peut persister pendant longtemps, sans addition d'aucun autre signe physique, et qu'il constitue à lui seul, pendant des mois et des années, ce que j'appelle la *première étape* de la tuberculose, pour opposer à dessein ce mot et le fait qu'il représente à ce qu'on appelle le *premier degré* classique.

Cette première étape peut durer pendant toute la période de la vie infantile, ou, chez l'adulte, pendant plusieurs années, et un médecin inattentif pourrait aisément en conclure qu'il s'agit là d'un état physiologique spécial, ou, en tout cas, d'une chose qu'on peut négliger.

Il n'en est rien ; car si l'on observe soigneusement le ou la malade porteur de ce signe, on s'aperçoit aisément que l'état local du poumon suit les oscillations de la santé générale.

Voici quelques exemples.

J'observe depuis six ans Mme X..., que j'ai connue robuste, forte et grasse. Elle était, à cette époque, de ces personnes dont on dit qu'on leur achèterait la santé. De souche excellente, elle n'avait jamais été malade, lorsque de gros chagrins domestiques vinrent la troubler profondément. Elle perdit l'appétit, maigrit et me demanda conseil pour une dyspepsie très pénible et très tenace. Je dus la soumettre à un régime sévère, qui, peu à peu, rétablit son état normal d'appétence et de digestion physiologiques. A ce moment, il y a de cela quatre ans, l'auscultation la plus attentive ne me révéla aucun signe de lésion pulmonaire.

Sous l'influence des mêmes causes dépressives, et aussi par le fait de multiples imprudences, les troubles digestifs reparurent avec des alternatives de mieux et de pire. Il y a deux ans, Mme X... restait maigre et pâle, mais ne toussait pas. L'auscultation me révéla cependant, sous la clavicule droite, la présence d'une *inspiration très affaiblie* dans une assez grande étendue du poumon, en avant et en arrière. Les vibrations et la sonorité étaient normales, de même que l'expiration.

Avec ce seul signe de l'inspiration affaiblie, je fis, selon
ma pratique constante, le diagnostic de tuberculose pulmonaire, et je prévins Mme X... de la gravité de son
état. Docile à mes conseils, cette dame se soigna aussi
bien que sa nature mobile et changèante le lui permettait, et je pus constater, au cours des deux années qui
viennent de s'écouler, des aggravations et des améliorations alternatives de son état physique, aussi bien que
de l'état général, selon qu'elle obéissait à mes conseils
ou les méconnaissait. Par exemple, après deux mois de
chaise longue, d'aération continue et de repos, l'estomac
était meilleur, les forces reparaissaient, et le *murmure
inspiratoire* du côté malade était plus large, plus profond, tendant à se rapprocher de la normale. Au contraire,
après une période de fatigues, de visites, de dîners en
ville, le murmure inspiratoire était plus affaibli.

Peu à peu, je vis se développer la seconde étape
de la maladie, c'est-à-dire, avec l'inspiration pathologique, une augmentation des vibrations vocales. Une petite
fièvre vespérale, qui n'atteignait jamais 38°, accompagnait
cette évolution lente des symptômes physiques.

Au mois de mai dernier, je conseillai une cure d'altitude dans un sanatorium. Là, en juillet, malgré qu'il n'y
eût aucune aggravation apparente, Mme X... étant venue
me voir à Paris avec le médecin du sanatorium, je reçus
de celui-ci la confidence que les crachats de notre malade
contenaient quelques bacilles-de Koch.

Voici un second fait que certaines circonstances
rendent particulièrement intéressant.

Il y a six ans, je fus appelé en consultation par un
de nos confrères de Paris réputé pour ses connaissances
en phtisiologie, afin de voir avec lui un jeune homme très
gravement atteint de tuberculose pulmonaire, si gravement
qu'il mourait quinze jours après ma visite. Au cours de

ma conversation avec mon confrère, dans le salon, je lui exprimai mon regret de ne pouvoir rien pour son malade ; mais je lui demandai s'il n'y avait pas dans la famille quelque frère ou sœur qu'on pût soupçonner de tuberculose. Cette question s'adressait surtout à un second confrère, parent de la famille, présent à notre entretien, et qui était un de mes amis. Celui-ci répondit aussitôt qu'en effet une jeune fille, la sœur du mourant, l'inquiétait un peu.

Deux ou trois mois après cette conversation, je vis entrer dans mon cabinet Mme X... en grand deuil de son fils, sa fille, et le médecin traitant. A l'examen que je fis de Mlle X..., je reconnus aussitôt sous la clavicule droite que l'inspiration était affaiblie et rude à la fois. Les vibrations et la sonorité étaient normales. Je fis constater par mon confrère ce signe physique qu'il avait méconnu, et je prescrivis le traitement de la tuberculose pulmonaire, dont la présence à la *première étape* ne faisait aucun doute pour moi.

Six mois s'écoulèrent, et je n'entendis plus parler de rien, lorsque, un jour, je revis Mme X...,effarée, qui me conta que son médecin lui avait dit que les signes physiques perçus par moi et par lui étaient un état normal, dont il était inutile de se préoccuper. En conséquence, me dit Mme X..., ma fille n'a pas suivi votre traitement. Cependant, ajouta-t-elle, j'ai eu la curiosité de l'ausculter depuis votre premier examen, et j'étais tranquille, lorsqu'il y a quelques jours, j'ai entendu en arrière, sur l'épaule, du même côté, des bruits qui m'ont effrayée. Je n'ai pas perdu de temps, et je vous amène ma fille. Mlle X... entra dans mon cabinet, à son tour, et je constatai que la mère n'avait que trop raison. Dans les fosses sous et sus-épineuses, à droite, de nombreux craquements humides étaient perceptibles, sans compter la submatité et l'augmentation des vibrations vocales. En outre, Mlle X... avait beaucoup maigri, et la fièvre vespérale s'ajoutait à tous ces signes, que la recherche positive des bacilles venait confirmer. En six mois Mlle X... avait atteint le *premier degré* et l'avait dépassé !

Je soignai pendant quatre ou cinq ans cette jeune fille mais je me heurtai malheureusement à un parti pris absolu de la mère de cacher à tous le nom et la nature de la maladie. En conséquence de cette mentalité spéciale, le traitement complet ne fut pas suivi, mais seulement un demi-traitement. Ce fut assez pour prolonger la vie pendant quelques années, mais ce ne fut pas assez pour la guérison et Mlle X... a succombé.

Je répète que j'ai vu par douzaines des cas de ce genre évoluer plus ou moins rapidement ; mais j'ai vu aussi cette première étape guérir et se montrer très obéissante à la thérapeutique.

Je soigne actuellement une jeune fille chez laquelle le même signe physique a disparu complètement, en même temps que les forces, l'appétit, l'engraissement revenaient. C'est que Mlle B..., dont je parle, a suivi pendant deux ans, avec beaucoup de fidélité, son traitement, et quand j'ai écrit que la tuberculose *est la plus curable des maladies chroniques*, c'est surtout à ces premières étapes du mal que je me référais.

Plus tard, quand tous les signes physiques de la première période classique sont réunis, la tuberculose est encore la plus curable des maladies chroniques, mais la tâche du médecin et du malade est autrement longue et difficile. Aussi ne puis-je comprendre comment il peut se trouver encore des médecins instruits, capables d'attendre, pour reconnaître la tuberculose pulmonaire, l'accumulation des cinq signes physiques que j'ai énumérés au début de ce travail.

Pourquoi donc tant de médecins, même parmi ceux de la génération nouvelle, ne connaissent-ils pas d'autre diagnostic que celui de Laënnec ? Pourquoi ?

Parce que, outre les raisons que j'ai données plus haut,

depuis vingt ans surtout, l'examen de la poitrine par les signes physiques a été négligé. Chacun s'est mis à la recherche d'un moyen plus commode et plus facile que l'auscultation pour faire le diagnostic de la tuberculose pulmonaire. En attendant, sauf mes élèves qui enseignent encore à ausculter, nulle part ou presque nulle part, dans les hôpitaux de Paris du moins, l'auscultation n'est en honneur.

Il m'est très agréable cependant de signaler, dans l'enseignement officiel, M. le D<sup>r</sup> Lemoine, professeur au Val-de-Grâce, qui forme ses élèves selon ma méthode.

Et cela est d'autant plus intéressant que cette méthode trouve surtout son application pour le *dépistage* de la tuberculose, soit à l'hôpital chez des malades anémiques ou convalescents, soit dans les milieux collectifs, écoles, ateliers, *casernes*, soit dans les dispensaires où l'éducation antituberculeuse l'emporte sur l'assistance.

Au contraire, pour le tuberculeux ordinaire qui vient à l'hôpital soigner sa bronchite, comme il dit, alors qu'il a déjà et depuis longtemps de grosses lésions, ma méthode est inutile, car il ne s'agit plus, hélas! ni d'un diagnostic précoce, ni de dépistage.

Actuellement, la tuberculose étant sortie du domaine médical pour entrer dans le domaine des questions sociales, ma méthode, qui apporte avec elle un diagnostic aussi précoce que possible et un signe physique aussi certain qu'on peut le souhaiter, doit, sans conteste, remplacer définitivement l'ancienne auscultation.

Ce qui revient à dire que la *première étape* constituée par un seul signe physique, l'*inspiration anormale*, doit être substitué au *premier degré* classique qui exige la réunion de quatre ou cinq signes physiques.

*<br>* *

La question me paraît d'une telle importance que je ne crains pas d'insister sur les raisons qui m'ont fait publier mon premier travail en 1882. Pourquoi et comment ai-je été conduit à reconnaître qu'un trouble de l'*inspiration* suffisait au diagnostic de la tuberculose pulmonaire ?

Mes premières recherches histo-pathologiques sur le développement du tubercule avaient été publiées en 1872 et 1873 ; et je n'avais cessé depuis cette date, où la conception de Laënnec sur l'unité de la phtisie avait été confirmée par mes travaux, je n'avais cessé de m'occuper de ce sujet dont l'étude m'avait toujours passionné.

En 1878, je donnai, aux *Archives de physiologie*, un grand mémoire sur l'histologie pathologique du tubercule dans les différents tissus de l'économie. J'étudiais notamment le processus de guérison naturelle du tubercule par sclérose, et j'y proclamais, pour la première fois, au nom de la microscopie, que le tubercule, au lieu d'être *incurable* selon la formule de Laënnec reprise par Virchow à cette époque, était *curable* NATURELLEMENT par ses propres forces.

C'est de cette étude qu'est sortie la notion scientifique, actuellement admise partout, de la curabilité du tubercule.

En même temps, j'observai, avec un soin extrême, les tout premiers débuts du tubercule encore invisible à l'œil humain, et je constatai, après Rindfleisch et avec Charcot, que, dans le lobule pulmonaire, le tubercule prend naissance au niveau de l'infundibulum, qui s'épanouit en un groupe d'alvéoles où se fait l'hématose. Là, dans cette portion rétrécie du lobulin, se forment les premières cellules de la granulation tuberculeuse. Naturellement, cet amas de cellules pathologiques déforme, rétrécit, obture même très vite l'infundibulum. J'en concluai que, contrairement à l'opinion de Laënnec, une auscultation attentive de l'*inspiration* permettrait peut-être de saisir la présence de ces tubercules, alors même qu'ils sont encore très petits et très discrets.

D'autre part, ces lobules du sommet du poumon, où je trouvais quelques tubercules très petits et très discrets, gardaient leur structure à peu près normale, étaient à peine congestionnés, restaient très aérés et crépitaient encore sous les doigts. D'où cette conséquence que ces lobules aussi légèrement altérés, ne devaient donner ni des vibrations augmentées, ni la moindre matité.

Ce raisonnement s'appuyait également sur une seconde notion, dont j'avais vérifié expérimentalement l'exactitude. Le bruit de l'inspiration à l'oreille qui ausculte se produit exclusivement dans le lobule pulmonaire, au moment où il se dilate par la pénétration de l'air atmosphérique. C'est cette dilatation qui produit la sensation si douce, si caressante à l'oreille, du murmure inspiratoire. Au contraire, l'expiration n'appartient pas au lobule pulmonaire, mais bien aux bronchioles et aux bronches, dont les altérations se traduisent par une expiration prolongée, quand le tissu pulmonaire qui les entoure est rempli de tubercules.

Un troisième fait également certain : Quand on examine les poumons droit et gauche d'un même cadavre, si les deux poumons sont sains, le lobule pulmonaire est partout identique à lui-même. J'en concluai qu'il doit donner, quand il se dilate dans l'inspiration, la même sensation auriculaire à droite et à gauche, dans deux points symétriques.

En possession de ces trois faits : 1° développement du tubercule au niveau des infundibula du lobule pulmonaire; 2° inspiration, fonction exclusive de la dilatation du lobule; 3° symétrie parfaite des lobules d'un poumon sain, je crus qu'il me serait facile de trouver les signes les plus précoces de la présence de ces tubercules en voie de développement.

Mais je compris bien vite qu'une notion fondamentale me manquait, je veux dire la connaissance du *murmure physiologique*. Comme tous les étudiants, en effet, j'avais été exercé à la recherche des bruits pathologiques, tels que râles, souffles, crépitations; mais personne ne m'avait initié à l'étude du murmure normal aux divers points du thorax. Cette initiation, je la demandai aux malades de ma salle et surtout aux élèves qui suivaient mon service; car, parmi les malades qui fréquentent nos hôpitaux, il est assez difficile d'en trouver ayant les deux poumons entièrement sains. J'auscultai donc systématiquement et les malades entrés pour tout autre chose qu'une affection pulmonaire, les chloro-anémiques par exemple, et les élèves. Ma conviction fut bientôt faite : *le murmure inspiratoire dans deux poumons sains est identique à lui-même aux régions symétriques droite et gauche.*

Les deux régions sous-claviculaires, par exemple, donnent une inspiration toujours pareille en intensité et en douceur. De même les deux régions sus et sous-épineuses, de même les parties latérales et les bases du poumon.

Très vite aussi, je trouvai des exceptions à la règle, et, notamment, une jeune femme, entrée pour anémie, et dont le sommet droit donnait à mon oreille une inspiration affaiblie, presque nulle, tandis que le sommet gauche inspirait normalement. Je suivis cette malade entrée dans mes salles de l'hôpital Tenon en 1878, et je constatai peu à peu l'apparition de tous les signes classiques de la phtisie. Ce fait et quelques autres, également observés longtemps, servirent de thème à mon premier mémoire de 1882.

Depuis cette date, je n'ai cessé d'observer des faits semblables, et l'examen de 3000 enfants dans les écoles de Paris pour le dépistage de la tuberculose pulmonaire, examen fait par mes élèves et par moi, a confirmé pleinement la possibilité d'un diagnostic précoce par l'auscultation seule de *l'inspiration.*

Cet examen d'un très grand nombre d'enfants m'a conduit enfin à fixer, avec plus de netteté que je ne l'ai fait jusqu'ici, les deux étapes de la tuberculose pulmonaire avant *le premier degré* classique.

⁂

La première étape, de beaucoup la plus importante, est caractérisé uniquement par une altération du bruit de *l'inspiration*, altération plus ou moins localisée à l'un des sommets du poumon. Cette inspiration anormale du début de la tuberculose pulmonaire, perceptible surtout sous l'une des clavicules, alors que les vibrations et la sonorité y sont encore physiologiques, est tantôt plus faible ou plus rude et plus basse à la fois, ou enfin saccadée. Elle peut avoir un seul de ces caractères ou plusieurs à la fois.

J'ai écrit, autrefois, que l'inspiration rude et basse me paraissait la plus fréquente de ces *inspirations anormales*. Depuis deux ans, où nos études de dépistage de la tuberculose à l'école nous ont permis, à mes élèves et à moi, d'acquérir une grande expérience sur ce point, je pense que l'inspiration faible est au moins aussi fréquente à l'extrême début, sinon plus fréquente, que l'inspiration rude et basse.

Nous avons fait une autre remarque : c'est que cette inspiration affaiblie paraît avoir une prédilection pour le côté droit du poumon.

Voici, par exemple, un garçon de huit à dix ans, un peu maigre, mais cependant gai, alerte et ne se plaignant de rien. Il porte, des deux côtés du cou, derrière les muscles sterno-cléido-mastoïdiens, une petite chaîne ganglionnaire dure et roulant sous le doigt, un ou deux ganglions sous-maxillaires un peu plus volumineux et des amygdales un peu grosses, ou quelques dents cariées.

*L'inspection* de la poitrine ne révèle rien d'anormal, sinon un périmètre thoracique un peu faible.

La *percussion* donne, à droite et à gauche, en avant

et en arrière et notamment sous les deux clavicules, exactement le même son.

La *palpation*, qu'il faut pratiquer chez l'enfant en appliquant fortement la main toute entière sur l'épaule, la paume de la main recouvrant la fosse sus-épineuse et la pulpe des doigts exactement pressée sur la clavicule, la palpation, dis-je, ne révèle aucun signe pathologique. Les vibrations sont légèrement plus fortes à droite qu'à gauche, voilà tout ; ce qui est physiologique. Il en est de même des vibrations perçues par l'oreille.

L'*auscultation* apprend que l'*expiration* est normale, c'est-à-dire presque nulle des deux côtés, mais que l'*inspiration* est affaiblie.

Que faut-il en conclure ?

J'en conclus ; *si à un second et à un troisième examen* (le premier examen, à l'école, est fait en décembre, le second en mars, et le troisième en juin) *ce signe persiste*, *qu'il* Y A UNE LÉSION.

Quelle est cette lésion ?

Si l'anomalie inspiratoire est localisée à l'un des sommets du poumon, nous admettons qu'il existe en ce point quelques tubercules discrets.

L'objection qu'on pourrait faire à cette conclusion tombe devant les raisons que j'ai exposées plus haut, et surtout devant une autopsie que le hasard nous a permis, à M. Queyrat et à moi, de faire en 1887, alors que M. Queyrat, aujourd'hui médecin à l'hôpital Cochin, était mon chef de clinique à l'hôpital des Enfants-Malades. Voici dans quelles circonstances nous eûmes la preuve anatomique, M. Queyrat et moi, de l'exactitude de notre diagnostic.

Un enfant de dix ans entre dans nos salles, salle Saint-Thomas, n° 6, en 1887 (aujourd'hui salle Bouchut), pour une scarlatine. M. Queyrat constate, à la contre-visite du soir, sous la clavicule droite, une *inspiration* faible et granuleuse, alors que les vibrations et le son étaient normaux au même point. Le lendemain matin, je confirme l'examen de M. Queyrat.

Or, cet enfant avait, en même temps que la scarlatine, une très forte albuminurie, et quelques jours après son entrée, il fut emporté dans un accès d'urémie. A l'autopsie nous trouvâmes que le sommet du poumon droit était encore crépitant au toucher, quoique légèrement congestionné. La section du poumon révéla la présence de quelques granulations tuberculeuses dans les lobules.

Je n'ai pas d'autre fait avec autopsie, et l'on comprend que l'examen nécroscopique coïncide rarement, à ce moment de la tuberculose, avec l'examen clinique.

Mais si les principes posés plus haut sont exacts, quelle autre lésion que des tubercules naissants pourrait produire de pareils symptômes? J'accorde naturellement qu'une pleurésie ancienne, localisée, ou une atrophie musculaire du thorax également localisée, pourrait affaiblir le murmure inspiratoire. Ce sont là des exceptions rarissimes et faciles à reconnaître.

Enfin, autre raison : les examens, déjà si nombreux (3.000 environ), que nous avons faits, mes élèves et moi, ont révélé, *grosso modo*, que 15 % des enfants de nos écoles parisiennes portaient une tare pulmonaire, que 85 % avaient les poumons sains.

Que représente ce dernier chiffre, sinon l'état physiologique, et que représente le premier, sinon l'état pathologique? Enfin quel autre état pathologique que la tuberculose peut donner ces symptômes, alors que nous trouvons ces mêmes enfants des écoles allant, par séries ascendantes de signes, de la première étape jusqu'à la première et la seconde période classique de la tuberculose pulmonaire?

Tout est donc réuni pour imposer le diagnostic de tuberculose. L'anatomie, la physiologie, l'anatomie pathologique, l'examen clinique, l'évolution du mal, et enfin l'autopsie.

Une autre objection a été fàite, dès l'origine, à mes recherches.

On a dit que, pour percevoir ces troubles de l'inspiration, il fallait une oreille d'une finesse extrême, et une longue éducation de cette oreille. Rien n'est plus faux. J'ai une ouïe moyenne et je n'accepte la lésion pulmonaire comme démontrée, que si l'inspiration anormale de la première étape est d'une perception facile et même grossière pour toutes les oreilles.

Il est vrai que ce signe, tel que je l'ai décrit, a passé et passe chaque jour inaperçu! C'est que les médecins ne suivent pas la méthode que j'ai décrite. Prévenus par la palpation et la percussion négatives, leur oreille laisse échapper facilement une inspiration anormale, si elle n'a pas pris l'habitude de n'ausculter systématiquement que l'inspiration. Seule, l'auscultation pratiquée selon ma méthode, c'est-à-dire *l'auscultation systématiquement limitée à l'inspiration*, en deux points symétriques, révélera la différence de ces deux inspirations, c'est-à-dire la présence de l'état pathologique à l'un des deux sommets.

Je recommande volontiers, afin de permettre à l'oreille de bien superposer les deux sensations des inspirations symétriques, droite et gauche, de pratiquer ce que j'appelle *l'auscultation interrompue*. Cela consiste à ausculter attentivement, et dans un grand silence, une région sous-claviculaire, *pendant l'inspiration seulement*. On éloigne légèrement l'oreille du thorax de l'enfant pendant l'expiration et on recommence ainsi deux ou trois fois de façon à recueillir toutes les qualités du murmure inspiratoire d'un côté, puis rapidement on passe à l'autre côté et on fait de même. Ainsi, les sensations inspiratoires occupent seules l'oreille et il est rare que les plus petites différences échappent à ce mode d'examen.

Je donne aussi le conseil d'ausculter le malade debout, le dos appuyé contre un meuble ou un mur.

Il importe en effet beaucoup que la tête du médecin reste droite ou à peine inclinée, s'il veut éviter le léger trouble de circulation cérébrale que donne la position déclive de la tête, trouble qui suffit à diminuer la finesse des perceptions auriculaires. Pour ce motif, j'ausculte aussi peu que possible les malades dans leur lit, et je les fais toujours lever, quand la chose est possible. S'il s'agit d'un enfant à l'école, il convient souvent, ou de le faire monter sur un tabouret, ou au contraire de prendre une chaise haute, afin que l'oreille soit à la hauteur des sommets pulmonaires.

Enfin, j'ai l'habitude, pour éviter la perturbation des sensations auriculaires, que donne toujours le mouvement de passage d'un creux sous-claviculaire à l'autre, de laisser autant que possible ma tête immobile. Pour cela, je saisis avec la main gauche l'épaule droite de l'enfant et avec la main droite son épaule gauche, et par un mouvement de quart de cercle imprimé à son thorax, j'amène successivement sous mon oreille les deux sommets du poumon. Ainsi, les deux sensations, que je recueille et superpose, n'ont rien perdu de leurs qualités par le déplacement de ma tête.

Quand l'un des sommets seul est malade, et que l'autre est resté sain, le cas est facile, parce que la perception du murmure physiologique est si différente de celle du murmure pathologique, que la superposition immédiate des deux sensations permet d'affirmer aussitôt quel est le côté malade. Et c'est ainsi que les choses se passent le plus souvent à l'extrême début de la tuberculose.

Mais il arrive aussi que l'oreille ne perçoive aucune bruit physiologique sous les deux clavicules, et que le murmure soit pathologique des deux côtés ; par exemple, l'inspiration sous-claviculaire droite est affaiblie, et l'inspiration sous-claviculaire gauche est rude et basse.

Cependant, les vibrations et la sonorité sont restées normales. Alors, la question se pose ainsi : quel est le côté le plus malade, et quel est celui qui a été le premier atteint? Il est souvent impossible de répondre ; mais peu importe. Les deux inspirations sont *pathologiques* et *dissemblables*. Voilà qui suffit. Le *premier signe*, au lieu d'être unilatéral est bilatéral. C'est tout ce qu'on peut dire, sans crainte de se tromper.

J'arrive à un fait sur lequel, mes élèves et moi, nous avons bien souvent discuté, sans pouvoir arriver à une solution satisfaisante, c'est-à-dire démontrée.

Chez beaucoup d'enfants et d'adultes, l'inspiration anormale, signe isolé et suffisant de la première étape, est souvent une inspiration sous-claviculaire droite. Mais, ce signe, au lieu d'être limité à la région sous-claviculaire elle-même, s'étend à toute la surface du poumon, en avant et en arrière. En un mot, partout le poumon droit sonne et vibre physiologiquement, mais il respire, il inspire insuffisamment; et la différence entre l'inspiration du poumon droit et celle du poumon gauche n'est pas petite, car souvent on peut fixer, au moins approximativement, la différence des deux inspirations droite et gauche par les chiffres suivants : *1* pour l'inspiration droite, *2*, *3*, *4* et même *5* pour l'inspiration gauche.

D'ordinaire, ces différences sont beaucoup moins marquées à la base et en arrière qu'au sommet et en avant, c'est même la règle. Mais elles existent à des degrés divers du haut en bas du poumon.

A quelle lésion correspond cet état physique qui, je le répète, est assez fréquent? La santé et les forces restées relativement bonnes, la conservation de l'appétit, l'absence de la fièvre qui, si elle existe, atteint à peine 0,2 ou 0,3 de degré, ne permettent pas de croire à une lésion tuberculeuse représentée par des granulations disséminées dans toute l'étendue du poumon. D'autant que cette lésion oscille, en plus ou en moins, avec une assez grande facilité, et qu'il suffit, par exemple, de deux ou trois mois de traitement sérieux pour voir cette insuffisance de l'inspiration pulmonaire diminuer notablement et se rapprocher de la normale.

J'ai décrit, autrefois, cette insuffisance respiratoire de tout un poumon, droit ou gauche, plus souvent droit, comme un signe d'adénopathie trachéo-bronchique. Il existe, en effet, des adénopathies ou des lésions pulmonaires médiastines, dont le signe unique ou principal est cet affaiblissement du murmure inspiratoire. Le plus souvent, quelque autre signe l'accompagne, par exemple la toux coqueluchoïde, la matité du manubrium, le souffle interscapulaire. Alors le diagnostic est facile. Mais il arrive aussi que ces signes surajoutés et classiques de l'adénopathie sont absents. A quelle lésion anatomique correspond alors ce signe exclusif et isolé de l'insuffisance respiratoire d'un seul poumon, presque toujours le poumon droit ?

Nous admettons, mes élèves et moi, que, dans ces cas, la présence de ganglions plus ou moins hypertrophiés à la racine des bronches ou dans le hile lui-même est la cause de ce symptôme étendu à toute la surface d'un poumon. La compression des bronches, ou mieux peut-être des nerfs bronchiques et vasculaires du poumon, suffit pour troubler l'état physiologique de tout l'organe.

Le petit volume de ces ganglions malades expliquerait l'absence de tout autre symptôme d'adénopathie, et le gonflement ou le retrait de ces mêmes ganglions serait la raison de la mobilité, en plus ou en moins, de cette insuffisance respiratoire.

Telle est l'interprétation que nous donnons volontiers à ce trouble si remarquable par son étendue et par son isolement de tout autre signe physique, j'entends : *l'insuffisance respiratoire de tout un poumon.*

La conclusion reste la même, quelle que soit la cause

des symptômes. Quand le trouble de l'inspiration est persistant, il s'agit encore de tuberculose. C'est le point capital.

La seconde étape a pour caractère d'avoir *deux signes physiques* au lieu d'un. Ce second signe physique est l'*augmentation des vibrations vocales* perçues à la main ou à l'oreille.

Cela veut dire qu'il *existe, en ce point du poumon, non seulement des tubercules discrets, mais aussi, autour d'eux, un état congestif qui augmente la densité pulmonaire.*

⁂

Ces deux premières étapes de la tuberculose ne livrent leur secret qu'à celui qui les cherche.

Il n'en est pas ainsi pour le premier degré classique.

En effet, deux signes nouveaux se surajoutent à ceux existant déjà, et ces deux signes sont d'une perception beaucoup plus facile et relativement grossière. Ce sont : la *submatité* et *l'expiration prolongée.*

Je les décris en même temps, parce qu'ils sont presque toujours contemporains et associés. Ils relèvent, en effet, du même fait physique : la *densification* du tissu pulmonaire autour des bronchioles. Et, ce n'est plus la simple congestion pulmonaire, mais bien la *conglomération de tubercules* dont il s'agit.

Les médecins qui veulent ajouter, à ces quatre signes physiques de la première période, un cinquième signe : les craquements secs, sont vraiment trop difficiles, car ceux-ci sont déjà le signe (lorsqu'ils sont d'origine pulmonaire, et non d'origine pleurale) d'un commencement de ramollissement du poumon. On avouera que c'est un peu bien tard, pour parler de *premier degré*, puisque, en fait, c'est le commencement de la fin dans l'évolution tuberculeuse, telle que nous la connaissons.

Convient-il de parler de Prétuberculose, quand il existe déjà une lésion tuberculeuse, par exemple quand la première étape, que je viens de décrire, est acquise?

A mon avis, non.

Je crois qu'il y aurait grand avantage, ne fût-ce que pour savoir de quoi on parle, que nous puissions nous entendre sur les limites de ladite Prétuberculose. Aujourd'hui, la confusion la plus grande règne dans le langage commun, et l'on appelle Prétuberculeux aussi bien les malades légèrement atteints que les personnes encore indemnes, mais prédisposées.

Je crois qu'il conviendrait de réserver les mots de Prétuberculeux et Prétuberculose pour désigner les êtres encore sains, mais plus ou moins candidats à la maladie.

Ai-je besoin de dire que le nombre en est infini, puisque cette définition comprend les *héréditaires*, les *débiles*, les *dyspeptiques,* les *blonds vénitiens*, les *infantiles*, les *surmenés*, les *alcooliques*, etc., etc.

Qu'il convienne de s'occuper de ces futurs malades, et d'appliquer à chaque groupe les moyens les plus appropriés pour augmenter leur résistance aux bacilles, je l'accorde d'autant plus que les mêmes règles, qui conviendront aux prétuberculeux, conviendront également à assurer la guérison de la première étape de la maladie. Malgré tout, il est bon, ne fût-ce que pour l'exactitude des statistiques, en matière de sanatoriums, de dispensaires, de milieux collectifs, de distinguer soigneusement le *malade* déjà porteur d'une lésion d'avec le *prédisposé*. Si cette distinction n'est pas soigneusement faite par chacun des médecins, nous marchons à la confusion des langues.

Pour ma part, les malades dont je viens de parler, adultes ou enfants, et dont je viens de décrire la première étape, sont considérés dans mes statistiques comme *tuberculeux*.

Dans les écoles, nous classons, mes élèves et moi, les enfants en trois groupes :

1° Les enfants sains ;

2° Les enfants malades ;

3° Les enfants suspects.

Ce dernier groupe comprend les enfants qui relèvent de bronchite, de coqueluche, de rougeole, et aussi ceux qui sont atteints d'un stigmate de tuberculose future, tels que : la gracilité des formes, la faiblesse de l'indice thoracique, la finesse et la blancheur de la peau, ainsi que la longueur des cils, etc. Tous, si l'on veut, sont prétuberculeux ; mais aucun d'eux n'entre dans notre statistique, qui, l'an dernier, pour les deux premières écoles examinées, a donné, chez les garçons 14 o/o, et chez les filles 17 o/o de malades. Nous suivrons la même règle pour nos examens ultérieurs, et nous séparerons ainsi les tuberculeux, d'avec les prétuberculeux.

*Ce qui les sépare radicalement, en somme, c'est que les premiers, les tuberculeux, sont porteurs d'une lésion du poumon, et que les seconds, les prétuberculeux, n'ont aucune lésion.*

## Conclusions générales

1° Il convient de reporter le diagnostic de la tuberculose, fait par l'étude des signes physiques, à une période beaucoup plus rapprochée du début de l'évolution du tubercule dans le poumon.

2° Le diagnostic, tel qu'il est fait actuellement, sous le nom de *première période* ou *premier degré*, est un diagnostic *tardif*.

3° *Le premier symptôme physique de la tuberculose pulmonaire ou ganglio-pulmonaire est une* INSPIRATION ANORMALE.

4° *Cette inspiration anormale, quand elle est fixe et persistante au même point, est, à elle seule, le signe certain de la tuberculose.*

5° La curabilité de la tuberculose étant proportionnelle à la précocité du diagnostic, on conçoit l'importance qu'il y a de reconnaître cette maladie aussitôt que possible.

6° Ce diagnostic précoce, si important pour le malade, est au moins aussi important pour la société toute entière; car, au cours de la première et de la seconde étape, le malade tousse très peu ou ne tousse pas; il est donc inoffensif pour son entourage. Traitée et guérie à cette époque, la tuberculose cesse d'être contagieuse.

7° La tuberculose comporte deux étapes et trois périodes. C'est au cours des deux étapes qu'il faut la reconnaître, et non pas au cours de ses périodes.

8° Pour faire le diagnostic, le médecin, au début de la maladie, ne doit pas se contenter d'examiner dans une famille le malade pour lequel on l'appelle. Il doit aussi, et systématiquement, ausculter les membres de la famille pour peu qu'ils soient suspects et faire ainsi le *dépistage* de la maladie, alors qu'elle est méconnue de tous. Très souvent, il trouvera autour du malade la première ou la seconde étape en évolution, et son devoir strict sera d'imposer le traitement à ces malades ignorants de leur propre mal.

Ainsi faisant, il rendra les plus grands services, et à la famille dont il a charge, et au corps social tout entier.

Paris. — Imprimerie Jean Gainche, 15, rue de Verneuil.